0

Raíces de Salud!!

"Cómo una dieta a base de plantas puede transformar tu bienestar"

By Lea Monera

" Dedicado al amado creador de nuestra madre naturaleza". A ti querido/a lector/a.Y que este libro te sirva de apoyo en tu transición"

Introducción

En la sociedad actual, cada vez más personas están optando por adoptar una dieta basada en plantas y un estilo de vida vegano. Esta elección no solo tiene beneficios para nuestra salud, sino que también contribuye a un estilo de vida más sostenible y ético. En este libro electrónico, exploraremos los fundamentos de la nutrición basada en plantas, los beneficios para la salud de seguir una dieta vegana, recetas deliciosas y sencillas, consejos para la planificación de comidas y cómo hacer una transformación en tu estilo de vida.

Nutrición Basada en Plantas

La nutrición basada en plantas se centra en consumir alimentos principalmente de origen vegetal, como frutas, verduras, granos enteros, legumbres, nueces y semillas. Estos alimentos son ricos en vitaminas, minerales, fibra y antioxidantes, lo que los hace fundamentales para una dieta equilibrada y saludable. Al seguir una dieta basada en plantas, puedes reducir el riesgo de enfermedades crónicas como enfermedades cardíacas, diabetes tipo 2 y cáncer.

Vida Sostenible

Además de los beneficios para la salud, seguir una dieta basada en plantas y un estilo de vida vegano también tiene un impacto positivo en el medio ambiente. La producción de alimentos de origen animal es una de las principales causas de la deforestación, la contaminación del agua y la emisión de gases de efecto invernadero. Al optar por alimentos de origen vegetal, estás contribuyendo a la reducción de tu huella ecológica y a la conservación de los recursos naturales.

Recetas Veganas

En este libro, encontrarás una variedad de recetas veganas deliciosas y fáciles de preparar. Desde batidos verdes energizantes hasta ensaladas coloridas, platos principales reconfortantes y postres indulgentes, hay opciones para todos los gustos y ocasiones. Descubre cómo puedes disfrutar de una alimentación sabrosa y nutritiva sin necesidad de productos de origen animal.

Beneficios para la Salud

Seguir una dieta basada en plantas y un estilo de vida vegano puede tener numerosos beneficios para la salud. Alimentarte con alimentos de origen vegetal te proporciona una mayor ingesta de fibra, vitaminas y minerales, lo que puede ayudar a reducir el riesgo de enfermedades crónicas, controlar el peso y mejorar la digestión. Además, muchos estudios han demostrado que una dieta vegana puede reducir la presión arterial, los niveles de colesterol y el riesgo de enfermedades cardíacas.

Alimentación Ética

Además de los beneficios para la salud y el medio ambiente, seguir una dieta basada en plantas y un estilo de vida vegano también es una forma de practicar una alimentación ética. Al optar por alimentos libres de crueldad animal, estás contribuyendo a la protección de los animales y promoviendo un sistema alimentario más justo y compasivo. Tu elección de alimentos puede marcar la diferencia en la vida de los animales y en el bienestar del planeta.

Planificación de Comidas

Para tener éxito en una dieta basada en plantas y un estilo de vida vegano, es importante planificar tus comidas con anticipación. En este libro electrónico, aprenderás cómo puedes organizar tus compras, preparar comidas saludables y equilibradas, y mantener una alimentación variada y satisfactoria. Descubre consejos prácticos para la planificación de menús, la preparación de alimentos y la optimización de tu despensa y nevera.

Transformación del Estilo de Vida

Adoptar una dieta basada en plantas y un estilo de vida vegano no solo se trata de cambiar lo que comes, sino también de transformar tu forma de vivir. En este libro electrónico, explorarás cómo puedes incorporar hábitos saludables, sostenibles y éticos en tu día a día. Desde la elección de productos de cuidado personal libres de crueldad animal hasta la participación en actividades de activismo y defensa de los derechos de los animales, hay muchas formas de hacer una diferencia en el mundo. En resumen, seguir una dieta basada en plantas y un estilo de vida vegano puede tener beneficios significativos para tu salud, el medio ambiente y los animales. Al adoptar por una alimentación consciente y ética, estás contribuyendo a un mundo más sostenible y compasivo. Esperamos que este libro electrónico te inspire a explorar nuevas formas de alimentarte, vivir y conectar con el mundo que te rodea. ¡Que disfrutes de tu viaje hacia una vida más saludable y feliz! Los gustos y ocasiones. Descubre cómo puedes disfrutar de una alimentación sabrosa y nutritiva sin necesidad de productos de origen animal.

Contenido

- Receta destacada: Smoothie Bowl de Frutas y Semillas

Capítulo 7: Almuerzos Veganos (Pag. 68)

- Descripción: Ideas y recetas para almuerzos veganos que son fáciles de preparar y llevar.
- Receta destacada: Ensalada de Quinoa con Verduras Asadas

Capítulo 8: Cenas Saludables (Pag. 81)

- Descripción: Recetas para cenas veganas que son tanto saludables como satisfactorias.
- Receta destacada: Curry de Garbanzos y Espinacas

Capítulo 9: Postres Veganos (Pag. 89)

- Descripción: Recetas de postres veganos que son deliciosos y saludables.
- Receta destacada: Brownies de Batata y Cacao

Capítulo 10: Estilo de Vida Vegano (Pag. 99)

- Descripción: Cómo adoptar un estilo de vida vegano más allá de la dieta, incluyendo la moda, los productos de belleza y el activismo.

Epílogo: Sembrando Raíces, Cosechando Salud (Pag. 107)

Capítulo 1

Introducción al Veganismo

Una Visión General del Veganismo y sus Beneficios para la Salud y el Medio Ambiente

El veganismo es un estilo de vida y una filosofía que busca excluir, en la medida de lo posible y practicable, todas las formas de explotación y crueldad hacia los animales para la alimentación, vestimenta o cualquier otro propósito. En los últimos años, el veganismo ha ganado una notable popularidad, no solo como una tendencia alimentaria, sino como un movimiento ético y sostenible que aboga por un cambio profundo en la relación entre los seres humanos, los animales y el medio ambiente.

¿Qué es el veganismo?

El veganismo va más allá de una simple dieta; es un compromiso con un estilo de vida que respeta a todos los seres vivos y promueve la sostenibilidad del planeta. Las personas veganas evitan consumir productos de origen animal, incluidos carne, lácteos, huevos y miel. Además, también se abstienen de utilizar productos derivados de animales, como el cuero, la lana y los cosméticos que han sido probados en animales.

La elección de adoptar el veganismo puede estar motivada por diversas razones, que incluyen preocupaciones éticas, ambientales y de salud. A continuación, exploraremos cada una de estas motivaciones y los beneficios asociados con este estilo de vida.

Beneficios para la Salud

Uno de los principales atractivos del veganismo es su potencial para mejorar la salud. Numerosos estudios han demostrado que una dieta basada en plantas puede ofrecer una amplia gama de beneficios para la salud, que incluyen:

1. **Reducción del Riesgo de Enfermedades Crónicas:** Las dietas veganas son ricas en nutrientes esenciales como fibra, vitaminas y antioxidantes, y bajas en grasas

saturadas y colesterol. Esto puede ayudar a reducir el riesgo de enfermedades crónicas como enfermedades cardíacas, diabetes tipo 2 y ciertos tipos de cáncer.

2. **Control del Peso:** Las personas que siguen una dieta vegana tienden a tener un índice de masa corporal (IMC) más bajo en comparación con quienes consumen productos de origen animal. Esto se debe en parte a la alta densidad de nutrientes y la baja densidad calórica de los alimentos vegetales.

3. **Mejora de la Digestión:** La alta ingesta de fibra en una dieta vegana favorece una digestión saludable y puede prevenir problemas digestivos como el estreñimiento y la diverticulosis.

4. **Reducción de la Presión Arterial y el Colesterol:** Las dietas basadas en plantas han demostrado ser efectivas para reducir la presión arterial y los niveles de colesterol, lo que puede disminuir el riesgo de enfermedades cardiovasculares.

5. **Aumento de la Energía y Vitalidad:** Muchas personas que adoptan una dieta vegana reportan un aumento en sus niveles de energía y una sensación general de bienestar. Esto puede atribuirse a la ingesta de

alimentos frescos y naturales que son ricos en nutrientes y bajos en toxinas.

6. Beneficios para el Medio Ambiente

El impacto ambiental de nuestras elecciones alimentarias es significativo, y el veganismo ofrece una solución poderosa para reducir nuestra huella ecológica. La producción de alimentos de origen animal es una de las principales causas de la deforestación, la contaminación del agua y la emisión de gases de efecto invernadero. Al optar por una dieta basada en plantas, podemos contribuir a la conservación del medio ambiente de las siguientes maneras:

1. **Reducción de la Deforestación:** La producción de carne y otros productos animales requiere vastas extensiones de tierra para el pastoreo y el cultivo de alimentos para el ganado. Al reducir la demanda de productos animales, podemos disminuir la deforestación y proteger los hábitats naturales.

2. **Conservación del Agua:** La agricultura animal consume grandes cantidades de agua, tanto para el consumo directo de los animales como para el riego de cultivos destinados a su alimentación. Una dieta vegana, en comparación, requiere significativamente menos agua.

3. **Disminución de la contaminación:** La producción de alimentos de origen animal genera una gran cantidad de residuos y contaminantes, que pueden afectar negativamente la calidad del aire y del agua. Al elegir alimentos de origen vegetal, contribuimos a la reducción de esta contaminación.

4. **Reducción de las Emisiones de Gases de Efecto Invernadero:** La ganadería es responsable de una parte sustancial de las emisiones de gases de efecto invernadero, que contribuyen al cambio climático. Adoptar una dieta vegana puede ayudar a mitigar estos efectos y promover un clima más estable.

Ética y Bienestar Animal

El veganismo también se fundamenta en principios éticos relacionados con el bienestar animal. Al evitar productos de origen animal, los veganos buscan reducir el sufrimiento y la explotación de los animales. Este enfoque ético se basa en la creencia de que los animales tienen derechos y que no deben ser tratados como meros recursos para el beneficio humano.

1. **Crueldad Animal:** La industria de la carne, los lácteos y los huevos a menudo implica prácticas que son crueles y explotadoras para los animales. Al optar por una dieta

vegana, se rechaza la participación en estas prácticas y se promueve un trato más compasivo hacia los animales.

2. **Derechos de los animales:** El veganismo aboga por el reconocimiento de los derechos de los animales, incluyendo el derecho a vivir libres de explotación y sufrimiento. Esta perspectiva ética fomenta un mayor respeto y consideración por todas las formas de vida.

Como Observación: El veganismo representa una elección de vida que abarca múltiples dimensiones: la salud personal, la sostenibilidad ambiental y la ética. Al adoptar una dieta basada en plantas y un estilo de vida vegano, no solo se promueve el bienestar individual, sino también el de los animales y el planeta. Este capítulo ha proporcionado una visión general del veganismo y sus numerosos beneficios, sentando las bases para explorar más a fondo cómo implementar y disfrutar de este estilo de vida en los capítulos siguientes. Esperamos que esta introducción te inspire a considerar el veganismo como una opción viable y beneficiosa para tu salud, el medio ambiente y el bienestar animal.

¡Bienvenido al comienzo de un viaje hacia una vida más saludable, sostenible y compasiva!

abordaremos algunos aspectos adicionales importantes para ofrecer una visión completa y equilibrada de este estilo de vida.

Impacto Social del Veganismo

El veganismo no solo afecta a la salud individual y al medio ambiente, sino que también tiene un impacto significativo en la sociedad:

1. **Conciencia Alimentaria:** El movimiento vegano ha contribuido a aumentar la conciencia general sobre el origen de nuestros alimentos y las prácticas de la industria alimentaria. Esto ha llevado a una mayor demanda de transparencia en la producción de alimentos.

2. **Innovación Culinaria:** La creciente popularidad del veganismo ha impulsado la innovación en la industria alimentaria, resultando en una amplia gama de nuevos productos y alternativas a los alimentos de origen animal. Esto beneficia no solo a los veganos, sino también a personas con alergias o intolerancias alimentarias.

3. **Cambios en la Industria:** La demanda de productos veganos está influyendo en las prácticas de las empresas alimentarias y de restauración, que cada vez

ofrecen más opciones veganas para satisfacer esta creciente demanda.

4. **Desafíos del Veganismo**

Es importante reconocer que adoptar un estilo de vida vegano también puede presentar algunos desafíos:

1. **Planificación Nutricional:** Una dieta vegana bien planificada puede proporcionar todos los nutrientes necesarios, pero requiere conocimiento y atención para asegurar una ingesta adecuada de ciertos nutrientes como la vitamina B12, el hierro, el calcio y los ácidos grasos omega-3.

2. **Aspectos Sociales:** En algunas situaciones sociales, especialmente en culturas donde el consumo de productos animales es predominante, los veganos pueden enfrentar dificultades para encontrar opciones adecuadas o pueden sentirse aislados.

3. **Costo y Accesibilidad:** En algunas áreas, los productos veganos especializados pueden ser más costosos o difíciles de encontrar, aunque esta situación está mejorando con el aumento de la demanda.

Veganismo y Pérdida de Peso

Aunque muchas personas consideran el veganismo como una forma de perder peso, es importante aclarar que este no debería ser el objetivo principal de adoptar este estilo de vida. Si bien es cierto que las dietas veganas tienden a ser más bajas en calorías y pueden facilitar la pérdida de peso, esto no es una garantía. Lo fundamental es mantener una dieta equilibrada y nutritiva, independientemente de si es vegana o no.

Veganismo y Salud a Largo Plazo

Los estudios a largo plazo sobre los efectos del veganismo en la salud son prometedores, pero aún se necesita más investigación. Algunos beneficios observados incluyen:

- Reducción del riesgo de enfermedades cardiovasculares
- Menor incidencia de diabetes tipo 2
- Posible reducción del riesgo de ciertos tipos de cáncer

Sin embargo, es crucial señalar que estos beneficios están asociados con dietas veganas bien planificadas y equilibradas, que incluyen una variedad de alimentos integrales y fuentes adecuadas de nutrientes esenciales.

El veganismo es más que una simple elección dietética; es un estilo de vida que abarca consideraciones éticas, ambientales y de salud. Mientras que los beneficios potenciales para la salud y el medio ambiente son significativos, es importante abordar este estilo de vida de manera informada y equilibrada.

Para aquellos que consideran adoptar una dieta vegana, se recomienda:

1. Educarse sobre nutrición vegana y planificar cuidadosamente las comidas.
2. Consultar con un profesional de la salud o un nutricionista para asegurar una transición saludable.
3. Introducir cambios gradualmente para facilitar la adaptación.
4. Mantenerse abierto a explorar nuevos alimentos y recetas.

El veganismo ofrece una oportunidad para repensar nuestra relación con los alimentos, los animales y el planeta. Ya sea que se adopte completamente o se incorporen más opciones basadas en plantas en la dieta, este enfoque puede contribuir a un estilo de vida más consciente y sostenible.

Capítulo 2

Nutrición Basada en Plantas

Los Nutrientes Esenciales en una Dieta Vegana y Cómo Asegurarse de Obtenerlos

La nutrición basada en plantas es el fundamento de una dieta vegana saludable y equilibrada. Contrariamente a algunas creencias populares, una dieta vegana bien planificada puede proporcionar todos los nutrientes esenciales que el cuerpo necesita para funcionar de manera óptima. En este capítulo, exploraremos en detalle los nutrientes clave en una dieta vegana y cómo asegurarse de obtenerlos en cantidades adecuadas.

Proteínas

Las proteínas son esenciales para la construcción y reparación de tejidos, la producción de enzimas y hormonas, y el mantenimiento de un sistema inmunológico saludable. Contrariamente a la creencia común, es perfectamente posible obtener suficiente proteína de fuentes vegetales.

Fuentes veganas de proteínas:

- Legumbres: lentejas, garbanzos, frijoles, guisantes
- Soja y sus derivados: tofu, tempeh, edamame
- Frutos secos y semillas: almendras, nueces, semillas de chía, semillas de cáñamo
- Cereales integrales: quinoa, avena, arroz integral
- Verduras de hoja verde: espinacas, col rizada

Para asegurar una ingesta adecuada de proteínas, es importante consumir una variedad de estos alimentos a lo largo del día. La combinación de diferentes fuentes de proteínas vegetales puede ayudar a obtener todos los aminoácidos esenciales que el cuerpo necesita.

Hierro

El hierro es crucial para la producción de glóbulos rojos y el transporte de oxígeno en el cuerpo. Aunque el hierro de origen vegetal (hierro no hemo) se absorbe menos eficientemente que el hierro de origen animal (hierro hemo), una dieta vegana bien planificada puede proporcionar suficiente hierro.

Fuentes veganas de hierro:

- Legumbres
- Verduras de hoja verde oscuro
- Frutos secos y semillas
- Cereales integrales fortificados
- Tofu
- Melaza negra

Para mejorar la absorción del hierro, es recomendable consumir alimentos ricos en vitamina C junto con las fuentes de hierro. Por ejemplo, añadir limón a una ensalada de espinacas o comer frutas cítricas con cereales fortificados.

Calcio

El calcio es esencial para la salud ósea y dental, así como para la función muscular y nerviosa. Aunque los productos lácteos son comúnmente asociados con el calcio, existen numerosas fuentes vegetales de este mineral.

Fuentes veganas de calcio:

- Verduras de hoja verde (col rizada, brócoli, col china)
- Tofu preparado con calcio
- Bebidas vegetales fortificadas (leche de soja, almendra o avena)
- Semillas de sésamo y tahini
- Almendras
- Higos secos

Para optimizar la absorción de calcio, es importante asegurarse de obtener suficiente vitamina D, ya sea a través de la exposición solar o de suplementos.

Vitamina B12

La vitamina B12 es esencial para la formación de glóbulos rojos y el mantenimiento del sistema nervioso. Es uno de los nutrientes más críticos en una dieta vegana, ya que se encuentra naturalmente solo en productos de origen animal.

Fuentes veganas de vitamina B12

- Alimentos fortificados (cereales, bebidas vegetales, levadura nutricional)
- Suplementos de vitamina B12

Dado que la deficiencia de B12 puede tener consecuencias graves para la salud, se recomienda encarecidamente que los veganos consuman alimentos fortificados o tomen suplementos de B12 regularmente.

Omega-3

Los ácidos grasos omega-3, especialmente el EPA y el DHA, son importantes para la salud cardiovascular y cerebral. Aunque se encuentran comúnmente en el pescado, existen fuentes vegetales de omega-3.

Fuentes veganas de omega-3:

- Semillas de lino y aceite de linaza
- Semillas de chía
- Nueces
- Algas y suplementos de algas

El cuerpo puede convertir el ALA (un tipo de omega-3 presente en fuentes vegetales) en EPA y DHA, aunque la tasa de conversión es relativamente baja. Por esta razón, algunos veganos optan por tomar suplementos de omega-3 derivados de algas.

Zinc

El zinc es importante para el sistema inmunológico, la cicatrización de heridas y el crecimiento celular. Aunque se encuentra en altas concentraciones en algunos productos animales, también está presente en muchos alimentos vegetales.

Fuentes veganas de zinc:

- Legumbres
- Frutos secos y semillas
- Cereales integrales
- Tofu
- Levadura nutricional

Para mejorar la absorción de zinc, se recomienda remojar o germinar legumbres y granos antes de cocinarlos.

Vitamina D

La vitamina D es crucial para la absorción de calcio y la salud ósea. Aunque el cuerpo puede producir vitamina D con la exposición al sol, en climas con poca luz solar o para personas que pasan mucho tiempo en interiores, puede ser necesario obtenerla de otras fuentes.

Fuentes veganas de vitamina D:

- Exposición solar moderada
- Alimentos fortificados (bebidas vegetales, cereales)
- Setas expuestas a luz ultravioleta
- Suplementos de vitamina D2 o D3 vegana

Yodo

El yodo es esencial para la función tiroidea y el metabolismo. En una dieta vegana, es importante prestar atención a la ingesta de yodo, ya que las fuentes pueden ser limitadas.

Fuentes veganas de yodo:

- Algas marinas (con precaución, ya que algunas pueden contener niveles excesivos)
- Sal yodada
- Algunos vegetales, dependiendo del contenido de yodo en el suelo

Planificación de una Dieta Vegana Equilibrada

Para asegurarse de obtener todos los nutrientes esenciales en una dieta vegana, es importante seguir algunas pautas básicas:

1. Variedad: Consumir una amplia variedad de frutas, verduras, legumbres, frutos secos, semillas y cereales integrales.
2. Alimentos fortificados: Incluir alimentos fortificados, especialmente para vitamina B12, vitamina D y calcio.
3. Suplementación: Considerar la suplementación de vitamina B12 y posiblemente de vitamina D y omega-3, según las necesidades individuales.
4. Planificación de comidas: Planificar las comidas para asegurar una ingesta adecuada de todos los nutrientes.
5. Educación continua: Mantenerse informado sobre la nutrición vegana y las últimas investigaciones en el campo.
6. Consulta profesional: Considerar consultar a un nutricionista especializado en dietas veganas para obtener orientación personalizada.

Una dieta vegana bien planificada puede proporcionar todos los nutrientes esenciales para una salud óptima. La clave está en la variedad, la planificación y el conocimiento de las fuentes de nutrientes importantes. Al prestar atención a estos aspectos, los veganos pueden disfrutar de una dieta rica en nutrientes que apoye su salud y bienestar a largo plazo.

Recuerda que cada individuo es único, y lo que funciona para una persona puede no ser ideal para otra. Es importante escuchar a tu cuerpo y, si es necesario, buscar el consejo de profesionales de la salud para asegurarte de que tu dieta vegana satisface todas tus necesidades nutricionales.

Capítulo 3

Planificación de Comidas Veganas

Consejos Prácticos para Planificar y Preparar Comidas Equilibradas y Nutritivas

La planificación de comidas es un aspecto fundamental para mantener una dieta vegana saludable y equilibrada. Una buena planificación no solo asegura que obtengas todos los nutrientes necesarios, sino que también puede ahorrar tiempo, dinero y reducir el estrés asociado con la preparación diaria de alimentos. En este capítulo, exploraremos estrategias efectivas y consejos prácticos para planificar y preparar comidas veganas nutritivas y deliciosas.

La Importancia de la Planificación de Comidas: Antes de sumergirnos en los detalles prácticos, es crucial entender por qué la planificación de comidas es especialmente importante en una dieta vegana:

1. **Asegura una Nutrición Adecuada**: Planificar con anticipación te permite asegurarte de que estás incluyendo una variedad de alimentos que proporcionan todos los nutrientes esenciales.

2. **Ahorra Tiempo**: Al planificar con antelación, puedes preparar ingredientes o comidas completas con anticipación, ahorrando tiempo durante la semana.

3. **Reduce el Desperdicio de Alimentos**: La planificación te ayuda a comprar y preparar solo lo que necesitas, reduciendo el desperdicio.

4. **Facilita la Adherencia a la Dieta**: Tener un plan claro hace que sea más fácil mantenerse en el camino y evitar opciones poco saludables o no veganas cuando estás ocupado o cansado.

5. **Puede Ser Más Económico**: Planificar tus comidas te permite aprovechar las ofertas y comprar a granel cuando sea apropiado.

Pasos para una Planificación Efectiva de Comidas Veganas

1. Evalúa tus Necesidades Nutricionales

Antes de comenzar a planificar, es importante entender tus necesidades nutricionales específicas. Considera factores como tu edad, sexo, nivel de actividad física y cualquier condición de salud particular. Esto te ayudará a asegurarte de que estás incluyendo los nutrientes adecuados en tus comidas

2. Crea un Menú Semanal

Dedica tiempo cada semana para planificar tus comidas. Aquí hay algunos consejos para crear un menú efectivo:

- **Variedad**: Incluye una amplia gama de frutas, verduras, legumbres, granos integrales, frutos secos y semillas.

- **Balance**: Asegúrate de que cada comida contenga una fuente de proteína, carbohidratos complejos y grasas saludables.

- **Flexibilidad**: Deja espacio para la flexibilidad en caso de cambios inesperados en tu horario.

- **Considera tus Preferencias**: Incluye alimentos que disfrutes para mantener la motivación.

3. Haz una Lista de Compras Detallada

Basándote en tu menú semanal, crea una lista de compras detallada. Organiza tu lista por secciones del supermercado para hacer tus compras más eficientes.

4. **Prepara Ingredientes con Anticipación**

La preparación anticipada puede ahorrar mucho tiempo durante la semana. Considera:

- Lavar y cortar verduras

- Cocinar granos y legumbres en grandes cantidades

- Preparar salsas y aderezos caseros

5. **Utiliza el Método de Preparación por Lotes**

Cocinar grandes cantidades de ciertos alimentos puede ser muy útil. Por ejemplo:

- Prepara una olla grande de sopa o guiso

- Hornea un lote de hamburguesas de frijoles o falafel

- Cocina una bandeja de verduras asadas

Estas preparaciones pueden ser utilizadas en varias comidas a lo largo de la semana.

Estructurando tus Comidas Veganas

Para asegurarte de que tus comidas sean nutritivamente equilibradas, considera la siguiente estructura:

1. **Proteínas**: Incluye una fuente de proteína vegetal en cada comida principal. Esto puede ser legumbres, tofu, tempeh, seitán o una combinación de granos y legumbres.

2. **Carbohidratos Complejos**: Incorpora granos integrales como quinoa, arroz integral, avena o pan integral para obtener energía sostenida.

3. **Grasas Saludables**: Añade fuentes de grasas saludables como aguacate, frutos secos, semillas o aceites de calidad.

4. **Verduras**: Llena al menos la mitad de tu plato con una variedad de verduras coloridas.

5. **Frutas**: Incluye frutas como parte de tus comidas o como snacks.

6. **Alimentos Fortificados**: Asegúrate de incluir regularmente alimentos fortificados con vitamina B12, vitamina D y calcio.

Ideas para Comidas Veganas Equilibradas

Desayuno:

- Batido verde con espinacas, plátano, semillas de chía y proteína de guisante

- Avena con frutas, frutos secos y semillas

- Tostada de pan integral con aguacate y tofu revuelto

Almuerzo:

- Ensalada de quinoa con garbanzos, verduras asadas y aderezo de tahini

- Wrap de hummus con verduras crudas y brotes

- Sopa de lentejas con pan integral

Cena:

- Curry de verduras con tofu y arroz integral

- Pasta integral con salsa de anacardos y verduras salteadas

- Bowl de frijoles negros con batata asada, aguacate y salsa de cilantro

Snacks:

- Zanahorias y apio con hummus

- Mezcla de frutos secos y frutas deshidratadas

- Yogur de soja con granola casera y bayas

Consejos Adicionales para una Planificación Exitosa

1. **Invierte en Recipientes de Calidad**: Tener buenos recipientes para almacenar alimentos facilitará la preparación anticipada y el almacenamiento de comidas.

2. **Explora Nuevas Recetas**: Mantén la variedad en tu dieta explorando regularmente nuevas recetas veganas.

3. **Aprende sobre Sustituciones**: Familiarízate con sustitutos veganos para ingredientes comunes no veganos.

4. **Utiliza Aplicaciones y Herramientas**: Hay muchas aplicaciones y herramientas en línea que pueden ayudarte con la planificación de comidas y el seguimiento nutricional.

5. **Sé Realista**: Planifica de acuerdo a tu estilo de vida y horario. No te sobrecargues con planes demasiado ambiciosos.

6. **Mantén un Inventario**: Lleva un registro de lo que tienes en tu despensa y refrigerador para evitar compras innecesarias y reducir el desperdicio.

7. **Aprende a Leer Etiquetas**: Desarrolla el hábito de leer las etiquetas de los alimentos para asegurarte de que son veganos y nutritivos.

La planificación de comidas veganas puede parecer abrumadora al principio, pero con práctica y paciencia, se convierte en una parte natural y gratificante de tu estilo de vida. Recuerda que la clave está en la variedad, el equilibrio y la preparación anticipada.

Al seguir estos consejos y estrategias, no solo te asegurarás de obtener todos los nutrientes necesarios, sino que también descubrirás la riqueza y diversidad de la cocina vegana. La planificación efectiva te permitirá disfrutar de comidas deliciosas y nutritivas, ahorrando tiempo y energía en el proceso.

Recuerda que cada persona es única, y lo que funciona para uno puede no funcionar para otro. No tengas miedo de experimentar y ajustar tu enfoque hasta encontrar un sistema que se adapte perfectamente a tu estilo de vida y preferencias. Con el tiempo, la planificación de comidas veganas se convertirá en una segunda naturaleza, permitiéndote disfrutar plenamente de los beneficios de este estilo de vida saludable y compasivo.

Capítulo 4

Desintoxicación Natural

Cómo una Dieta Basada en Plantas Puede Ayudar a Desintoxicar el Cuerpo de Manera Natural

La desintoxicación natural es un proceso por el cual el cuerpo elimina toxinas y sustancias nocivas, promoviendo una salud óptima y un bienestar general. En este capítulo, exploraremos cómo una dieta basada en plantas puede ser una herramienta poderosa para apoyar los procesos naturales de desintoxicación del cuerpo, proporcionando los nutrientes necesarios y reduciendo la carga tóxica.

Entendiendo la Desintoxicación Natural

Antes de profundizar en cómo una dieta basada en plantas puede ayudar en la desintoxicación, es importante entender qué es exactamente la desintoxicación natural y cómo funciona nuestro cuerpo.

¿Qué es la Desintoxicación Natural?

La desintoxicación natural se refiere a los procesos biológicos por los cuales el cuerpo identifica, neutraliza y elimina sustancias tóxicas. Estos procesos ocurren continuamente en nuestro organismo, principalmente a través de órganos como el hígado, los riñones, los pulmones, la piel y el sistema digestivo.

Órganos Clave en la Desintoxicación

1. **Hígado**: Es el principal órgano de desintoxicación. Filtra la sangre, metaboliza drogas y toxinas, y produce bilis para ayudar en la digestión de grasas.

2. **Riñones**: Filtran la sangre y eliminan los desechos a través de la orina.

3. **Pulmones**: Expulsan toxinas a través de la respiración.

4. **Piel**: Elimina toxinas a través del sudor.

5. **Sistema Digestivo**: Elimina toxinas a través de las heces y mantiene una barrera contra toxinas externas.

Cómo una Dieta Basada en Plantas Apoya la Desintoxicación Natural

Una dieta basada en plantas, rica en frutas, verduras, granos integrales, legumbres, frutos secos y semillas, puede ser extremadamente beneficiosa para los procesos de desintoxicación natural del cuerpo. Veamos cómo:

1. **Alto Contenido de Fibra**

Las plantas son ricas en fibra, que es esencial para la salud digestiva y la eliminación de toxinas.

- **Fibra Soluble**: Ayuda a regular el colesterol y el azúcar en sangre.

- **Fibra Insoluble**: Promueve movimientos intestinales regulares, ayudando a eliminar toxinas del cuerpo.

Alimentos ricos en fibra incluyen:

- Frutas como manzanas, peras y bayas

- Verduras como brócoli, zanahorias y espinacas

- Granos integrales como avena y quinoa

- Legumbres como lentejas y frijoles

2. **Antioxidantes**

Los alimentos de origen vegetal son ricos en antioxidantes, que ayudan a proteger las células del daño causado por los radicales libres y apoyan los procesos de desintoxicación.

Fuentes de antioxidantes:

- Bayas (arándanos, frambuesas, moras)

- Verduras de hoja verde oscuro

- Cítricos

- Nueces y semillas

- Especias como la cúrcuma y el jengibre

3. Fitoquímicos

Los fitoquímicos son compuestos bioactivos encontrados en las plantas que pueden tener efectos beneficiosos para la salud, incluyendo propiedades desintoxicantes.

Ejemplos de fitoquímicos y sus fuentes:

- **Glucosinolatos**: Encontrados en verduras crucíferas como el brócoli y la col rizada, apoyan la función hepática.

- **Polifenoles**: Presentes en frutas, té verde y cacao, tienen propiedades antiinflamatorias y antioxidantes.

- **Flavonoides**: Abundantes en cítricos, bayas y cebollas, ayudan a proteger contra el daño celular.

4. Hidratación

Muchas frutas y verduras tienen un alto contenido de agua, lo que ayuda a mantener una hidratación adecuada. La hidratación es crucial para la función renal y la eliminación de toxinas a través de la orina y el sudor.

Alimentos con alto contenido de agua:

- Pepino

- Sandía

- Apio

- Tomates

- Lechuga

5. Apoyo a la Función Hepática

Ciertos alimentos de origen vegetal son particularmente beneficiosos para la salud del hígado, el órgano principal de desintoxicación.

Alimentos que apoyan la función hepática:

- Ajo

- Cúrcuma

- Verduras de hoja verde

- Remolacha

- Alcachofa

6. Reducción de la Carga Tóxica

Al elegir una dieta basada en plantas, naturalmente reduces la ingesta de muchas sustancias potencialmente tóxicas que se encuentran comúnmente en productos de origen animal, como hormonas, antibióticos y pesticidas.

Implementando una Dieta Desintoxicante Basada en Plantas

Para aprovechar al máximo los beneficios desintoxicantes de una dieta basada en plantas, considera las siguientes estrategias:

1. **Aumenta Gradualmente el Consumo de Vegetales**: Comienza añadiendo más frutas y verduras a tu dieta actual.

2. **Prioriza los Alimentos Integrales**: Opta por alimentos en su forma más natural y menos procesada.

3. **Varía tus Fuentes de Nutrientes**: Consume una amplia variedad de frutas, verduras, granos, legumbres, frutos secos y semillas para obtener un espectro completo de nutrientes.

4. **Incorpora Jugos y Batidos Verdes**: Son una excelente manera de aumentar tu ingesta de nutrientes y fitoquímicos.

5. **Reduce o Elimina Alimentos Procesados**: Estos a menudo contienen aditivos y conservantes que pueden aumentar la carga tóxica del cuerpo.

6. **Mantente Hidratado**: Bebe agua suficiente a lo largo del día para apoyar la función renal y la eliminación de toxinas.

7. **Considera Ayunos Intermitentes**: Bajo supervisión médica, los ayunos intermitentes pueden apoyar los procesos de desintoxicación natural del cuerpo.

Recetas Desintoxicantes Basadas en Plantas

Para inspirarte, aquí tienes algunas ideas de recetas que apoyan la desintoxicación natural:

1. **Batido Verde Desintoxicante**:

   - Espinacas

   - Piña

   - Pepino

   - Jengibre fresco

   - Limón

   - Agua de coco

2. **Ensalada de Desintoxicación Hepática**:

   - Rúcula

   - Remolacha asada

   - Nueces

   - Semillas de granada

   - Aderezo de limón y aceite de oliva

3. **Sopa de Desintoxicación**:

   - Caldo de verduras

   - Ajo

   - Cebolla

   - Jengibre

   - Cúrcuma

   - Variedad de verduras (zanahorias, apio, col rizada)

4. **Bowl de Buda Desintoxicante**:

  - Quinoa

  - Garbanzos asados

  - Aguacate

  - Brócoli al vapor

  - Semillas de chía

  - Aderezo de tahini y limón

Precauciones y Consideraciones

Mientras que una dieta basada en plantas puede ser muy beneficiosa para la desintoxicación natural, es importante tener en cuenta algunas precauciones:

1. **Consulta a un Profesional**: Antes de hacer cambios significativos en tu dieta, especialmente si tienes condiciones de salud preexistentes, consulta a un profesional de la salud.

2. **Evita Dietas Extremas**: Las "desintoxicaciones" extremas o ayunos prolongados pueden ser perjudiciales y no son necesarios para una desintoxicación efectiva.

3. **Mantén un Equilibrio Nutricional**: Asegúrate de obtener todos los nutrientes necesarios, incluyendo proteínas, grasas saludables y vitaminas esenciales.

4. **Escucha a tu Cuerpo**: Presta atención a cómo te sientes y ajusta tu dieta según sea necesario.

¿Cuáles son los beneficios específicos de una dieta basada en plantas para la desintoxicación?

Una dieta basada en plantas ofrece numerosos beneficios específicos para la desintoxicación del cuerpo. Estos beneficios se derivan principalmente de la alta concentración de nutrientes esenciales, antioxidantes y fibra que se encuentran en los alimentos vegetales. A continuación, se detallan los beneficios específicos de una dieta basada en plantas para la desintoxicación:

1. Aporte de Antioxidantes Naturales

Los alimentos de origen vegetal son ricos en antioxidantes, que son cruciales para la desintoxicación. Los antioxidantes ayudan a neutralizar los radicales libres, que son moléculas inestables que pueden dañar las células y contribuir al envejecimiento y enfermedades crónicas. Por ejemplo, las antocianinas presentes en las bayas, los carotenoides en las zanahorias y el melón, y los isotiocianatos en las coles de Bruselas ayudan a proteger las células del daño oxidativo y apoyan los procesos de desintoxicación del cuerpo.

2. Hidratación y Eliminación de Toxinas

Muchas frutas y verduras tienen un alto contenido de agua, lo que ayuda a mantener una hidratación adecuada. La hidratación es esencial para el funcionamiento óptimo de los riñones, que son los principales órganos responsables de filtrar y eliminar toxinas del cuerpo a través de la orina. Además, una buena hidratación facilita la eliminación de toxinas a través del sudor y las heces.

3. Alto Contenido de Fibra

La fibra es fundamental para la salud digestiva y la eliminación de toxinas. Una dieta basada en plantas es rica en fibra, que ayuda a promover movimientos intestinales regulares y a evitar el estreñimiento. La fibra soluble, presente en alimentos como la avena y las legumbres, ayuda a regular los niveles de colesterol y azúcar en sangre, mientras que la fibra insoluble, encontrada en verduras y granos integrales, facilita la eliminación de desechos del cuerpo.

4. Fitoquímicos y Compuestos Bioactivos

Los fitoquímicos son compuestos bioactivos presentes en las plantas que tienen propiedades desintoxicantes. Por ejemplo, los glucosinolatos en las verduras crucíferas como el brócoli y la col rizada apoyan la función hepática, mientras que los polifenoles en frutas y té verde tienen propiedades antiinflamatorias y antioxidantes. Estos compuestos ayudan a mejorar la capacidad del cuerpo para desintoxicar y eliminar sustancias nocivas.

5. **Reducción de la Carga Tóxica**

Optar por una dieta basada en plantas reduce la ingesta de muchas sustancias potencialmente tóxicas que se encuentran en productos de origen animal, como hormonas, antibióticos y pesticidas. Esto disminuye la carga tóxica total en el cuerpo y facilita los procesos de desintoxicación natural.

6. **Apoyo a la Función Hepática**

El hígado es el principal órgano de desintoxicación del cuerpo, y ciertos alimentos vegetales pueden apoyar su función. Alimentos como el ajo, la cúrcuma, las verduras de hoja verde, la remolacha y la alcachofa contienen compuestos que ayudan a mejorar la capacidad del hígado para desintoxicar el cuerpo. Estos alimentos promueven la producción de enzimas que ayudan a descomponer y eliminar toxinas.

7. Beneficios para la Salud General

Además de los beneficios específicos para la desintoxicación, una dieta basada en plantas también mejora la salud cardiovascular, ayuda a mantener un peso corporal saludable y reduce el riesgo de enfermedades crónicas como la diabetes y ciertos tipos de cáncer. Estos beneficios generales contribuyen a un sistema inmunológico más fuerte y una mejor capacidad del cuerpo para desintoxicarse de manera natural.

En resumen: Una dieta basada en plantas proporciona una amplia gama de beneficios específicos para la desintoxicación del cuerpo. Al incluir una variedad de frutas, verduras, granos integrales, legumbres, frutos secos y semillas en tu dieta, puedes apoyar los procesos naturales de desintoxicación del cuerpo, mejorar tu salud general y reducir la carga tóxica. Estos beneficios hacen que una dieta basada en plantas sea una opción poderosa y efectiva para quienes buscan desintoxicar su cuerpo de manera natural.

Al proporcionar una abundancia de fibra, antioxidantes, fitoquímicos y nutrientes esenciales, mientras se reduce la ingesta de toxinas, este enfoque alimentario puede ayudar a optimizar la salud y el bienestar general. Recuerda que la desintoxicación es un proceso continuo y natural del cuerpo, y una dieta saludable basada en plantas es solo una parte de un estilo de vida saludable. Combina tu dieta con ejercicio regular, manejo del estrés, sueño adecuado y una buena hidratación para maximizar los beneficios para tu salud.

Capítulo 5

Beneficios para la Salud Mental

La Conexión entre una Dieta Vegana y la Mejora de la Salud Mental y el Bienestar Emocional

La relación entre la alimentación y la salud mental es un campo de estudio en rápida expansión. Cada vez más investigaciones sugieren que lo que comemos no solo afecta nuestra salud física, sino también nuestra salud mental y bienestar emocional. En este capítulo, exploraremos cómo una dieta vegana puede contribuir a mejorar la salud mental, proporcionando una visión detallada de los mecanismos y beneficios específicos.

La Importancia de la Salud Mental

La salud mental es un componente crucial del bienestar general. Abarca una amplia gama de factores, incluyendo el estado emocional, psicológico y social. Una buena salud mental permite a las personas manejar el estrés, relacionarse con los demás y tomar decisiones saludables. Sin embargo, los trastornos mentales como la depresión, la ansiedad y el estrés crónico son problemas comunes que pueden afectar significativamente la calidad de vida.

Conexión entre Dieta y Salud Mental

La conexión entre la dieta y la salud mental se basa en varios mecanismos biológicos y psicológicos. Los nutrientes que obtenemos de los alimentos influyen en la función cerebral, la producción de neurotransmisores y la inflamación, todos los cuales juegan un papel crucial en la salud mental.

Beneficios Específicos de una Dieta Vegana para la Salud Mental

1. Aporte de Nutrientes Esenciales

Una dieta vegana bien planificada puede proporcionar todos los nutrientes esenciales que el cerebro necesita para funcionar de manera óptima. Algunos de estos nutrientes incluyen:

- **Ácidos Grasos Omega-3**: Los ácidos grasos omega-3, especialmente el ácido alfa-linolénico (ALA) presente en semillas de lino, chía y nueces, son esenciales para la salud cerebral. Estos ácidos grasos ayudan a reducir la inflamación y pueden mejorar la función cognitiva y el estado de ánimo.

- **Vitaminas del Complejo B**: Las vitaminas B, como la B6, B9 (ácido fólico) y B12, son cruciales para la producción de neurotransmisores como la serotonina y la dopamina, que regulan el estado de ánimo. Las fuentes veganas incluyen legumbres, verduras de hoja verde y alimentos fortificados.

- **Magnesio**: Este mineral, presente en alimentos como las almendras, las espinacas y el cacao, es conocido por sus propiedades relajantes y su capacidad para reducir la ansiedad y mejorar el sueño.

- **Antioxidantes**: Los antioxidantes presentes en frutas y verduras ayudan a proteger el cerebro del daño oxidativo y pueden reducir el riesgo de trastornos neurodegenerativos.

2. Reducción de la Inflamación

La inflamación crónica se ha asociado con varios trastornos mentales, incluyendo la depresión y la ansiedad. Una dieta vegana, rica en antioxidantes y fitoquímicos, puede ayudar a reducir la inflamación en el cuerpo y el cerebro. Alimentos como las bayas, las verduras de hoja verde y las especias como la cúrcuma tienen propiedades antiinflamatorias que pueden beneficiar la salud mental.

3. Mejora de la Microbiota Intestinal

La salud intestinal está estrechamente relacionada con la salud mental a través del eje intestino-cerebro. Una dieta vegana, rica en fibra, promueve una microbiota intestinal saludable, lo que puede influir positivamente en el estado de ánimo y la función cognitiva. Los prebióticos y probióticos presentes en alimentos como el ajo, la cebolla, los espárragos y el kimchi pueden mejorar la diversidad y la salud de la microbiota intestinal.

4. Estabilidad del Azúcar en Sangre

Los picos y caídas en los niveles de azúcar en sangre pueden afectar el estado de ánimo y la energía. Una dieta vegana, rica en carbohidratos complejos y fibra, ayuda a mantener niveles estables de azúcar en sangre, lo que puede contribuir a un estado de ánimo más equilibrado y una mejor energía.

5. Beneficios Psicológicos y Éticos

Adoptar por una dieta vegana también puede tener beneficios psicológicos y emocionales. Muchas personas experimentan una mayor satisfacción y bienestar emocional al saber que sus elecciones alimentarias están alineadas con sus valores éticos y que están contribuyendo a la protección de los animales y el medio ambiente. Esta coherencia entre valores y acciones puede reducir el estrés y mejorar el bienestar emocional.

Estudios y Evidencia Científica

Numerosos estudios han investigado la relación entre una dieta basada en plantas y la salud mental. A continuación, se presentan algunos hallazgos clave:

- **Estudio de la Universidad de Bristol (2014)**: Este estudio encontró que los vegetarianos y veganos reportaron niveles más bajos de estrés y ansiedad en comparación con los consumidores de carne.
- **Investigación de la Universidad de Navarra (2019)**: Un estudio longitudinal sugirió que una dieta rica en frutas, verduras y granos integrales está asociada con un menor riesgo de depresión.
- **Revisión de la Literatura (2020)**: Una revisión de estudios publicada en *Nutrients* concluyó que las dietas basadas en plantas pueden tener efectos positivos en la salud mental,

incluyendo la reducción de los síntomas de depresión y ansiedad.

Consejos para Optimizar la Salud Mental con una Dieta Vegana

Para maximizar los beneficios de una dieta vegana para la salud mental, considera los siguientes consejos:

1. **Variedad y Equilibrio**: Asegúrate de incluir una amplia variedad de alimentos integrales en tu dieta para obtener todos los nutrientes esenciales.

2. **Suplementación**: Considera la suplementación de vitamina B12 y, si es necesario, de ácidos grasos omega-3 derivados de algas.

3. **Hidratación**: Mantén una buena hidratación, ya que la deshidratación puede afectar negativamente el estado de ánimo y la función cognitiva.

4. **Alimentos Fermentados**: Incluye alimentos fermentados como el kimchi, el chucrut y el tempeh para mejorar la salud intestinal.

5. **Evita Alimentos Procesados**: Limita el consumo de alimentos ultraprocesados que pueden contener aditivos y conservantes que afectan negativamente la salud mental.

6. **Ejercicio Regular**: Combina tu dieta vegana con ejercicio regular, ya que la actividad física también tiene beneficios significativos para la salud mental.

7. **Manejo del Estrés**: Practica técnicas de manejo del estrés como la meditación, el yoga o la respiración profunda para complementar los beneficios de tu dieta. La conexión entre una dieta vegana y la salud mental es un área de creciente interés y evidencia científica. Al proporcionar nutrientes esenciales, reducir la inflamación, mejorar la salud intestinal y estabilizar los niveles de azúcar en sangre, una dieta basada en plantas puede contribuir significativamente al bienestar emocional y la salud mental.

Adoptar una dieta vegana no solo beneficia al cuerpo, sino también a la mente, ofreciendo una forma holística de mejorar la calidad de vida. Al seguir una dieta equilibrada y variada, rica en alimentos integrales y nutrientes esenciales, puedes apoyar tu salud mental y disfrutar de una mayor sensación de bienestar y felicidad.

Recuerda que cada individuo es único, y es importante escuchar a tu cuerpo y ajustar tu dieta según sea necesario. Si tienes preocupaciones específicas sobre tu salud mental, considera consultar a un profesional de la salud para obtener orientación personalizada. Con una dieta vegana bien planificada y un enfoque integral del bienestar, puedes experimentar los numerosos beneficios para la salud mental y emocional que este estilo de vida tiene para ofrecer.

¿Qué diferencias hay en la salud mental entre una dieta vegana y una dieta convencional?

Las diferencias en la salud mental entre una dieta vegana y una dieta convencional han sido objeto de numerosos estudios, y los resultados no siempre son concluyentes. A continuación, se presentan las principales diferencias observadas en la salud mental entre personas que siguen una dieta vegana y aquellas que siguen una dieta convencional basada en productos animales.

Beneficios Potenciales de una Dieta Vegana para la Salud Mental

1. Menor Estrés y Ansiedad

Algunos estudios han encontrado que las personas que siguen una dieta vegana reportan niveles más bajos de estrés y ansiedad en comparación con los consumidores de carne. Esto podría deberse a la alta ingesta de antioxidantes y nutrientes antiinflamatorios presentes en las frutas y verduras, que pueden tener un efecto protector sobre la salud mental.

2. Mejor Estado de Ánimo

Una dieta rica en frutas, verduras, granos integrales y legumbres puede estar asociada con un mejor estado de ánimo y una menor incidencia de depresión. Los antioxidantes, vitaminas y minerales presentes en estos alimentos pueden ayudar a reducir la inflamación y el estrés oxidativo, que están vinculados a trastornos del estado de ánimo.

3. **Salud Intestinal y Eje Intestino-Cerebro**

La salud intestinal está estrechamente relacionada con la salud mental a través del eje intestino-cerebro. Una dieta vegana rica en fibra promueve una microbiota intestinal saludable, lo que puede influir positivamente en el estado de ánimo y la función cognitiva. Los prebióticos y probióticos presentes en alimentos como el ajo, la cebolla y el kimchi pueden mejorar la diversidad y la salud de la microbiota intestinal, lo que a su vez puede tener efectos positivos en la salud mental.

Desafíos y Riesgos de una Dieta Vegana para la Salud Mental

1. **Deficiencias Nutricionales**

Una dieta vegana puede ser deficiente en ciertos nutrientes esenciales para la salud mental, como la vitamina B12, el hierro hemo, los ácidos grasos omega-3 (EPA y DHA), la vitamina D y la colina. Estas deficiencias pueden contribuir a problemas de salud mental como la depresión y la ansiedad si no se abordan adecuadamente.

2. **Mayor Riesgo de Depresión y Ansiedad**

Algunos estudios han sugerido que las personas que siguen una dieta vegana pueden tener un mayor riesgo de depresión y ansiedad en comparación con los consumidores de carne. Un metaanálisis encontró que la abstención del consumo de carne estaba asociada con niveles más altos de depresión y ansiedad. Sin embargo, es importante señalar que estos estudios no siempre controlan todos los factores confusos, y se necesita más investigación para establecer una relación causal clara.

3. Estrés Social y Estigma

Las personas veganas pueden experimentar estrés social y estigma debido a sus elecciones dietéticas, especialmente en entornos donde el consumo de productos animales es la norma. Este estrés social puede contribuir a problemas de salud mental. Además, vivir en un mundo que no siempre apoya los valores veganos puede generar sentimientos de aislamiento y frustración.

Factores a Considerar

1. Calidad de la Dieta

La calidad de la dieta vegana es crucial. Una dieta vegana bien planificada que incluya una variedad de alimentos integrales y suplementos cuando sea necesario puede proporcionar todos los nutrientes esenciales y apoyar la salud mental. Por otro lado, una dieta vegana basada en alimentos ultraprocesados puede carecer de nutrientes y no ofrecer los mismos beneficios para la salud mental.

2. Suplementación

Para evitar deficiencias nutricionales, es importante que las personas veganas consideren la suplementación de ciertos nutrientes, como la vitamina B12, los ácidos grasos omega-3 derivados de algas, la vitamina D y el hierro. La suplementación adecuada puede ayudar a mitigar los riesgos de problemas de salud mental asociados con deficiencias nutricionales.

3. **Contexto Individual**

Cada persona es única, y lo que funciona para una puede no ser adecuado para otra. Factores como la genética, el estilo de vida, el entorno social y las preferencias personales pueden influir en cómo una dieta vegana afecta la salud mental. Es importante escuchar al propio cuerpo y ajustar la dieta según sea necesario.

Las diferencias en la salud mental entre una dieta vegana y una dieta convencional son complejas y multifacéticas. Mientras que una dieta vegana bien planificada puede ofrecer beneficios significativos para la salud mental, como la reducción del estrés y la ansiedad y la mejora del estado de ánimo, también puede presentar desafíos si no se gestionan adecuadamente las deficiencias nutricionales.

La clave para maximizar los beneficios y minimizar los riesgos es la educación y la planificación. Al asegurarse de obtener todos los nutrientes esenciales y considerar la suplementación cuando sea necesario, las personas veganas pueden apoyar su salud mental y disfrutar de una mayor sensación de bienestar emocional.

Capítulo 6

Recetas para el Desayuno

Deliciosas y Nutritivas Recetas Veganas para Comenzar el Día con Energía

El desayuno es una de las comidas más importantes del día, ya que proporciona la energía y los nutrientes necesarios para comenzar la jornada con vitalidad. Para quienes siguen una dieta vegana, existen innumerables opciones deliciosas y nutritivas que pueden satisfacer el paladar y nutrir el cuerpo. En este capítulo, exploraremos una variedad de recetas veganas para el desayuno que son fáciles de preparar, equilibradas y perfectas para empezar el día con buen pie. Además, destacaremos una receta especial: el Smoothie Bowl de Frutas y Semillas.

Importancia de un Desayuno Nutritivo

Un desayuno equilibrado puede tener múltiples beneficios para la salud, incluyendo:

1. **Aumento de Energía:** Proporciona los nutrientes y calorías necesarios para mantener altos niveles de energía durante la mañana.
2. **Mejora de la Concentración:** Un desayuno nutritivo puede mejorar la función cognitiva y la concentración.
3. **Control del Peso:** Comer un desayuno saludable puede ayudar a regular el apetito y prevenir el exceso de comida durante el día.
4. **Mejora del Estado de Ánimo:** Los nutrientes adecuados pueden influir positivamente en el estado de ánimo y el bienestar emocional.

Recetas Veganas para el Desayuno

1. Smoothie Bowl de Frutas y Semillas

Descripción: Este smoothie bowl es una opción refrescante y nutritiva que combina frutas frescas, semillas y otros ingredientes saludables. Es fácil de preparar y personalizar según tus preferencias.

Ingredientes:

- 1 plátano maduro
- 1 taza de frutos rojos (fresas, arándanos, frambuesas)
- 1/2 taza de leche vegetal (almendra, soja, avena)
- 1 cucharada de semillas de chía
- 1 cucharada de semillas de lino molidas
- 1 cucharada de mantequilla de almendra o cacahuete
- 1/2 taza de granola vegana
- Frutas frescas adicionales para decorar (kiwi, mango, plátano)

- Coco rallado (opcional)

Instrucciones:

1. En una licuadora, combina el plátano, los frutos rojos y la leche vegetal. Licúa hasta obtener una mezcla suave y cremosa.
2. Vierte la mezcla en un tazón.
3. Añade las semillas de chía, las semillas de lino y la mantequilla de almendra o cacahuete. Mezcla bien.
4. Decora con granola, frutas frescas adicionales y coco rallado si lo deseas.
5. Disfruta de inmediato.

2. Avena Nocturna con Frutas y Nueces

Descripción: La avena nocturna es una opción práctica y nutritiva que se prepara la noche anterior, permitiéndote disfrutar de un desayuno rápido y saludable al despertar.

Ingredientes:

- 1/2 taza de avena integral
- 1 taza de leche vegetal (almendra, soja, avena)
- 1 cucharada de semillas de chía
- 1 cucharada de jarabe de arce o miel de agave
- 1/2 taza de frutas frescas (bayas, plátano, manzana)
- 1/4 taza de nueces picadas (almendras, nueces, avellanas)

Instrucciones:

1. En un frasco o tazón, combina la avena, la leche vegetal, las semillas de chía y el jarabe de arce. Mezcla bien.
2. Cubre y refrigera durante la noche.

3. Por la mañana, añade las frutas frescas y las nueces picadas.
4. **Mezcla y disfruta.**

3. Tostadas de Aguacate con Tomate y Albahaca

Descripción: Las tostadas de aguacate son una opción clásica y deliciosa que se puede preparar en minutos. Esta versión incluye tomate fresco y albahaca para un toque adicional de sabor.

Ingredientes:

- 2 rebanadas de pan integral
- 1 aguacate maduro
- 1 tomate mediano, en rodajas
- Hojas de albahaca fresca
- Sal y pimienta al gusto
- Jugo de limón (opcional)

Instrucciones:

1. Tuesta las rebanadas de pan integral hasta que estén doradas.
2. Mientras tanto, corta el aguacate por la mitad, retira el hueso y saca la pulpa. Aplasta el aguacate con un tenedor hasta obtener una consistencia suave.
3. Unta el aguacate sobre las tostadas.
4. Coloca las rodajas de tomate y las hojas de albahaca encima del aguacate.
5. Sazona con sal y pimienta al gusto. Añade un poco de jugo de limón si lo deseas.
6. Sirve de inmediato.

4. Pancakes de Plátano y Avena

Descripción: Estos pancakes son una opción deliciosa y saludable para el desayuno. Son fáciles de preparar y están hechos con ingredientes simples y nutritivos.

Ingredientes:

- 1 taza de avena integral
- 1 plátano maduro
- 1 taza de leche vegetal (almendra, soja, avena)
- 1 cucharadita de polvo de hornear
- 1/2 cucharadita de canela en polvo
- 1 cucharadita de extracto de vainilla
- Aceite de coco para cocinar

Instrucciones:

1. En una licuadora, combina la avena, el plátano, la leche vegetal, el polvo de hornear, la canela y el extracto de vainilla. Licúa hasta obtener una mezcla suave.
2. Calienta una sartén antiadherente a fuego medio y añade un poco de aceite de coco.
3. Vierte pequeñas cantidades de la mezcla en la sartén para formar los pancakes.
4. Cocina cada pancake durante 2-3 minutos por cada lado, o hasta que estén dorados y cocidos por dentro.
5. Sirve con frutas frescas, jarabe de arce o mantequilla de nueces.
6. 5. **Yogur de Coco con Granola y Frutas**

Descripción: Este desayuno es rápido, fácil y lleno de sabor. El yogur de coco es una excelente alternativa vegana al yogur tradicional y combina perfectamente con granola y frutas frescas.

Ingredientes:

- 1 taza de yogur de coco
- 1/2 taza de granola vegana
- 1/2 taza de frutas frescas (fresas, arándanos, kiwi)
- 1 cucharada de semillas de cáñamo

Instrucciones:

1. En un tazón, coloca el yogur de coco.
2. Añade la granola vegana por encima.
3. Decora con las frutas frescas y las semillas de cáñamo.
4. Disfruta de inmediato.

El desayuno: Es una oportunidad perfecta para nutrir tu cuerpo y comenzar el día con energía. Las recetas veganas para el desayuno que hemos explorado en este capítulo son deliciosas, fáciles de preparar y están llenas de nutrientes esenciales. Desde el refrescante Smoothie Bowl de Frutas y Semillas hasta las reconfortantes Tostadas de Aguacate, hay opciones para todos los gustos y estilos de vida.

Al incorporar estas recetas en tu rutina diaria, no solo estarás disfrutando de comidas sabrosas, sino también apoyando tu salud y bienestar general. Recuerda que la clave para un desayuno saludable es la variedad y el equilibrio, asegurándote de incluir una combinación de carbohidratos complejos, proteínas, grasas saludables y vitaminas. Esperamos que estas recetas te inspiren a experimentar y disfrutar de los beneficios de un desayuno vegano nutritivo y delicioso. ¡Buen provecho y que tengas un excelente comienzo de día!

Capítulo 7

Almuerzos Veganos Prácticos y Deliciosos, Ideas y Recetas para Almuerzos Veganos Fáciles de Preparar y Llevar

El almuerzo es una comida crucial que nos proporciona la energía necesaria para continuar nuestro día con vitalidad. Para aquellos que siguen una dieta vegana, es esencial contar con opciones de almuerzo que sean no solo nutritivas y deliciosas, sino también prácticas y fáciles de preparar y transportar. En este capítulo, exploraremos una variedad de ideas y recetas para almuerzos veganos que cumplen con estos criterios, destacando especialmente nuestra receta estrella: la Ensalada de Quinoa con Verduras Asadas.

La Importancia de un Almuerzo Equilibrado

Un almuerzo bien planificado puede tener múltiples beneficios:

1. **Mantenimiento de la Energía:** Proporciona los nutrientes necesarios para mantener los niveles de energía durante la tarde.
2. **Mejora de la Concentración:** Un almuerzo nutritivo puede ayudar a mantener la concentración y la productividad.
3. **Control del Apetito:** Ayuda a evitar los antojos y el exceso de comida más tarde en el día.
4. **Apoyo a la Salud General:** Contribuye a la ingesta diaria de nutrientes esenciales.

Ideas para Almuerzos Veganos Prácticos

1. **Wraps y Sándwiches:** Fáciles de preparar y transportar, los wraps y sándwiches veganos pueden ser muy versátiles y nutritivos.
2. **Ensaladas en Frasco:** Perfectas para llevar al trabajo, estas ensaladas se mantienen frescas y son fáciles de comer.
3. **Bowls de Granos y Vegetales:** Combinaciones de granos integrales, legumbres y verduras que se pueden preparar con anticipación.
4. **Sopas y Guisos:** Ideales para los días fríos, se pueden preparar en grandes cantidades y recalentar fácilmente.
5. **Rollitos de Primavera Frescos:** Una opción ligera y refrescante que se puede preparar con anticipación.
6. **Receta Destacada:** Ensalada de Quinoa con Verduras Asadas

Esta ensalada es una excelente opción para el almuerzo, ya que combina proteínas, carbohidratos complejos y una variedad de vitaminas y minerales. Además, se puede preparar con anticipación y se mantiene bien en el refrigerador.

Ingredientes (para 4 porciones):

- 1 taza de quinoa
- 2 tazas de agua
- 1 calabacín mediano, cortado en cubos
- 1 berenjena pequeña, cortada en cubos
- 1 pimiento rojo, cortado en tiras
- 1 cebolla roja, cortada en gajos
- 2 cucharadas de aceite de oliva
- Sal y pimienta al gusto
- 1/4 taza de perejil fresco picado
- 1/4 taza de menta fresca picada
- 1/4 taza de almendras tostadas y picadas
- Jugo de 1 limón
- 2 cucharadas de vinagre balsámico

Instrucciones:

1. Precalienta el horno a 200°C (400°F).
2. Enjuaga la quinoa y cocínala en las 2 tazas de agua según las instrucciones del paquete. Una vez cocida, déjala enfriar.
3. Mientras tanto, coloca las verduras cortadas (calabacín, berenjena, pimiento y cebolla) en una bandeja para hornear. Rocía con 1 cucharada de aceite de oliva y sazona con sal y pimienta. Asa en el horno durante

20-25 minutos, volteando a mitad de cocción, hasta que estén tiernas y ligeramente doradas.

4. En un tazón grande, combina la quinoa cocida y enfriada con las verduras asadas.
5. Añade el perejil, la menta y las almendras picadas.
6. En un tazón pequeño, mezcla el jugo de limón, el vinagre balsámico y la cucharada restante de aceite de oliva para hacer el aderezo.
7. Vierte el aderezo sobre la ensalada y mezcla bien.
8. Prueba y ajusta la sazón si es necesario.
9. Sirve inmediatamente o refrigera para servir más tarde.

Esta ensalada se puede guardar en el refrigerador hasta por 3 días, lo que la hace ideal para preparar con anticipación y llevar al trabajo.

Más Recetas de Almuerzos Veganos

1. Wrap de Hummus y Vegetales

Ingredientes:

- 1 tortilla integral grande
- 2 cucharadas de hummus
- 1/4 de pepino, en rodajas finas
- 1/4 de pimiento rojo, en tiras
- Puñado de espinacas frescas
- 1/4 de aguacate, en rodajas
- Brotes de alfalfa

Instrucciones:

1. Extiende el hummus sobre la tortilla.
2. Coloca las verduras y el aguacate en el centro de la tortilla.
3. Enrolla firmemente y corta por la mitad.

2. Bowl de Lentejas y Batata

Ingredientes:

- 1/2 taza de lentejas cocidas
- 1/2 batata mediana, cortada en cubos y asada
- 1/4 de aguacate, en rodajas
- Puñado de col rizada salteada
- 2 cucharadas de semillas de calabaza tostadas
- Aderezo de tahini y limón

Instrucciones:

1. Combina todos los ingredientes en un bowl.
2. Rocía con el aderezo de tahini y limón.

3. Ensalada de Pasta Mediterránea

Ingredientes:

- 1 taza de pasta integral cocida
- 1/4 taza de tomates cherry, cortados por la mitad
- 1/4 taza de pepino, en cubos
- 2 cucharadas de aceitunas negras, picadas
- 1/4 taza de garbanzos cocidos
- 2 cucharadas de vinagreta de hierbas

Instrucciones:

1. Mezcla todos los ingredientes en un tazón.
2. Añade la vinagreta y revuelve bien.

Consejos para Preparar y Transportar Almuerzos Veganos

1. **Prepara con Anticipación:** Dedica tiempo durante el fin de semana para preparar ingredientes básicos como granos, legumbres y verduras asadas.
2. **Invierte en Recipientes de Calidad:** Usa recipientes herméticos y duraderos para mantener tus almuerzos frescos y evitar derrames.
3. **Separa los Ingredientes Húmedos:** Mantén los aderezos y salsas separados hasta el momento de comer para evitar que los alimentos se humedezcan.
4. **Incluye Variedad:** Asegúrate de incluir una variedad de colores, texturas y sabores en tus almuerzos para mantenerlos interesantes.
5. **No Olvides las Proteínas:** Incluye fuentes de proteínas veganas como legumbres, tofu, tempeh o frutos secos en cada almuerzo.
6. **Aprovecha las Sobras:** Transforma las sobras de la cena en almuerzos creativos para el día siguiente.

Los almuerzos veganos pueden ser deliciosos, nutritivos y fáciles de preparar y transportar. Con un poco de planificación y creatividad, puedes disfrutar de una variedad de opciones que mantendrán tu energía y satisfacción durante todo el día. La Ensalada de Quinoa con Verduras Asadas es solo un ejemplo de las muchas posibilidades que existen para crear almuerzos veganos equilibrados y sabrosos.

Recuerda que la clave está en la variedad y el equilibrio. Experimenta con diferentes combinaciones de granos, legumbres, verduras y aderezos para encontrar tus favoritos. Con estas ideas y recetas, estarás bien equipado para disfrutar de almuerzos veganos deliciosos y nutritivos, sin importar dónde te encuentres durante el día.

¡Que disfrutes explorando el mundo de los almuerzos veganos prácticos y sabrosos!

Almuerzos Veganos para Diferentes Estilos de Vida

Es importante reconocer que las necesidades y preferencias de almuerzo pueden variar según el estilo de vida de cada persona. A continuación, presentamos algunas ideas adaptadas a diferentes situaciones:

Para Oficinistas

1. **Bento Box Vegano**:
   - Tofu salteado con sésamo
   - Arroz integral
   - Edamame
   - Brócoli al vapor
   - Rodajas de naranja

2. **Ensalada de Lentejas en Frasco**:
   - Capa de lentejas cocidas
   - Zanahorias ralladas
   - Pepino en cubos
   - Espinacas frescas
   - Aderezo de mostaza y miel vegana en un contenedor separado

Para Estudiantes

1. **Wrap de Falafel**:
   - Falafel horneado
   - Hummus
   - Lechuga
   - Tomate en rodajas
   - Pepino en tiras
   - Salsa de tahini

2. **Bowl de Burrito Vegano**:
   - Arroz integral
   - Frijoles negros
   - Maíz dulce
   - Pico de gallo
   - Aguacate en cubos
   - Cilantro fresco

Para Deportistas

1. **Batido de Proteínas Post-Entrenamiento**:
   - Proteína de guisante en polvo

- Plátano
- Espinacas
- Mantequilla de almendras
- Leche de almendras
- Semillas de chía

2. **Bowl de Energía**:
   - Quinoa
   - Garbanzos asados
   - Kale masajeado
   - Batata asada
   - Semillas de calabaza
   - Aderezo de limón y ajo

Recetas Adicionales de Almuerzos Veganos

4. **Rollitos de Primavera Frescos con Salsa de Cacahuete**

Ingredientes (para 4 rollitos):
- 4 hojas de papel de arroz
- 1 zanahoria, cortada en juliana
- 1/2 pepino, cortado en juliana
- 1/4 de mango, cortado en tiras
- 1/2 aguacate, en rodajas
- Puñado de brotes de soja
- Hojas de menta fresca
- Cilantro fresco

Para la salsa:
- 2 cucharadas de mantequilla de cacahuete

- 1 cucharada de salsa de soja
- 1 cucharadita de sirope de arce
- Jugo de 1/2 lima
- Agua para diluir

Instrucciones:
1. Sumerge cada hoja de papel de arroz en agua tibia hasta que se ablande.
2. Coloca los vegetales, el mango, el aguacate y las hierbas en el centro de cada hoja.
3. Dobla los lados y enrolla firmemente.
4. Para la salsa, mezcla todos los ingredientes, añadiendo agua hasta lograr la consistencia deseada.
5. Sirve los rollitos con la salsa de cacahuete.

5. **Sopa de Lentejas y Espinacas**

Ingredientes (para 4 porciones):
- 1 taza de lentejas rojas
- 1 cebolla, picada
- 2 zanahorias, en cubos
- 2 dientes de ajo, picados
- 1 cucharadita de comino molido
- 1 cucharadita de cúrcuma
- 4 tazas de caldo de verduras
- 2 tazas de espinacas frescas
- Jugo de 1 limón
- Sal y pimienta al gusto

Instrucciones:
1. Saltea la cebolla, las zanahorias y el ajo en una olla grande.
2. Añade las lentejas, el comino y la cúrcuma, y cocina por 1 minuto.
3. Agrega el caldo y lleva a ebullición. Reduce el fuego y cocina por 20 minutos.
4. Añade las espinacas y cocina hasta que se marchiten.
5. Añade el jugo de limón, sal y pimienta al gusto.
6. Sirve caliente o guarda en recipientes para llevar.

Planificación y Preparación de Almuerzos Veganos

La clave para mantener una rutina de almuerzos veganos saludables y variados es la planificación y la preparación anticipada. Aquí tienes algunos consejos adicionales:

1. **Planifica tu Menú Semanal**: Dedica tiempo cada fin de semana para planificar tus almuerzos de la semana siguiente.

2. **Compra a Granel**: Adquiere ingredientes básicos como granos, legumbres y frutos secos en grandes cantidades para ahorrar dinero y tiempo.

3. **Prepara Ingredientes Base**: Cocina grandes cantidades de granos y legumbres que puedas usar en diferentes recetas durante la semana.

4. **Corta Verduras por Adelantado**: Lava y corta las verduras que usarás durante la semana para ahorrar tiempo en las mañanas ajetreadas.

5. **Experimenta con Sabores**: Usa diferentes especias y hierbas para mantener tus almuerzos interesantes y variados.

6. **Aprovecha las Temporadas**: Incorpora frutas y verduras de temporada para obtener los mejores sabores y precios.

7. **Congela Porciones**: Prepara sopas y guisos en grandes cantidades y congela porciones individuales para tener opciones rápidas.

Nutrición y Equilibrio en los Almuerzos Veganos

Para asegurarte de que tus almuerzos veganos sean nutricionalmente completos, considera incluir:

- **Proteínas**: Tofu, tempeh, legumbres, quinoa, frutos secos y semillas.
- **Carbohidratos Complejos**: Granos integrales, batatas, quinoa.
- **Grasas Saludables**: Aguacate, aceite de oliva, frutos secos, semillas.
- **Fibra**: Verduras, frutas, granos integrales, legumbres.
- **Vitaminas y Minerales**: Variedad de frutas y verduras de diferentes colores.

Los almuerzos veganos: Ofrecen una oportunidad maravillosa para explorar una amplia gama de sabores, texturas y nutrientes. Con las recetas e ideas proporcionadas en este capítulo, junto con los consejos de planificación y preparación, estarás bien equipado para disfrutar de almuerzos deliciosos, nutritivos y prácticos que se adapten a tu estilo de vida vegano.

Recuerda que la clave está en la variedad y el equilibrio. No tengas miedo de experimentar con nuevas combinaciones y sabores. Con el tiempo, desarrollarás un repertorio de almuerzos veganos favoritos que no solo nutrirán tu cuerpo, sino que también deleitarán tu paladar y te mantendrán satisfecho y energizado durante todo el día.

¡Disfruta explorando el mundo de los almuerzos veganos y descubre lo deliciosa y satisfactoria que puede ser esta forma de alimentación!

Capítulo 8

Cenas Saludables

Recetas para Cenas Veganas que son tanto Saludables como Satisfactorias

La cena es a menudo la comida más esperada del día, un momento para relajarse, disfrutar y nutrir nuestro cuerpo después de una jornada activa. Para quienes siguen una dieta vegana, la cena ofrece una excelente oportunidad de explorar sabores ricos y variados mientras se mantiene un enfoque en la salud y la nutrición. En este capítulo, nos sumergiremos en el mundo de las cenas veganas saludables y satisfactorias, destacando especialmente nuestra receta estrella: el Curry de Garbanzos y Espinacas.

La Importancia de una Cena Equilibrada

Una cena bien planificada puede tener múltiples beneficios para nuestra salud y bienestar:

1. **Digestión Óptima**: Cenar alimentos ligeros pero nutritivos favorece una buena digestión y un sueño reparador.

2. **Control de Peso**: Una cena equilibrada puede ayudar a mantener un peso saludable al evitar excesos nocturnos.

3. **Recuperación y Reparación**: Durante la noche, nuestro cuerpo se repara y recupera, por lo que es crucial proporcionar los nutrientes necesarios.

4. **Estabilización del Azúcar en Sangre**: Una cena adecuada ayuda a mantener estables los niveles de azúcar en sangre durante la noche.

Principios para Crear Cenas Veganas Saludables

1. **Equilibrio de Macronutrientes**: Incluye una fuente de proteína vegetal, carbohidratos complejos y grasas saludables.

2. **Abundancia de Vegetales**: Llena al menos la mitad de tu plato con una variedad de verduras coloridas.

3. **Control de Porciones**: Evita comer en exceso por la noche.

4. **Minimiza Alimentos Procesados**: Opta por ingredientes integrales y mínimamente procesados.

5. **Variedad de Sabores y Texturas**: Experimenta con diferentes especias, hierbas y técnicas de cocción.

Receta Destacada: Curry de Garbanzos y Espinacas

Este curry es una opción perfecta para la cena: reconfortante, nutritivo y lleno de sabor. Los garbanzos aportan proteínas y fibra, mientras que las espinacas ofrecen una dosis de hierro y vitaminas.

Ingredientes (para 4 porciones):

- 2 latas de garbanzos, escurridos y enjuagados
- 300g de espinacas frescas
- 1 cebolla grande, picada
- 3 dientes de ajo, picados
- 1 cucharada de jengibre fresco rallado
- 1 lata de tomates triturados
- 400ml de leche de coco
- 2 cucharadas de aceite de coco
- 2 cucharadas de curry en polvo
- 1 cucharadita de cúrcuma
- 1 cucharadita de comino molido
- 1/2 cucharadita de chile en polvo (opcional)
- Sal y pimienta al gusto
- Jugo de 1 limón
- Cilantro fresco picado para decorar

Instrucciones:

1. En una sartén grande o wok, calienta el aceite de coco a fuego medio.
2. Añade la cebolla picada y cocina hasta que esté transparente, aproximadamente 5 minutos.
3. Agrega el ajo y el jengibre, y cocina por 1 minuto más hasta que suelten su aroma.
4. Incorpora las especias (curry, cúrcuma, comino y chile si lo usas) y cocina por otro minuto, removiendo constantemente.

5. Añade los tomates triturados y cocina por 5 minutos, hasta que la salsa se espese ligeramente.

6. Agrega los garbanzos y la leche de coco. Lleva a ebullición y luego reduce el fuego. Deja cocinar a fuego lento durante 15 minutos, removiendo ocasionalmente.

7. Incorpora las espinacas y cocina hasta que se marchiten, aproximadamente 3-4 minutos.

8. Añade el jugo de limón, sal y pimienta al gusto.

9. Sirve caliente, decorado con cilantro fresco picado. Acompaña con arroz integral o pan naan vegano si lo deseas.

Este curry es una excelente fuente de proteínas, fibra, hierro y vitaminas. Además, las especias utilizadas, como la cúrcuma y el comino, tienen propiedades antiinflamatorias y digestivas.

Más Recetas de Cenas Veganas Saludables

1. **Bowl de Buda con Tofu y Verduras Asadas**

Ingredientes:
- 200g de tofu firme, cortado en cubos
- 2 tazas de brócoli en floretes
- 1 zanahoria grande, cortada en rodajas
- 1 calabacín, cortado en medias lunas
- 1 taza de quinoa cocida
- 1 aguacate, en rodajas
- Semillas de sésamo
- Salsa de soja baja en sodio
- Aceite de oliva
- Jugo de limón

Instrucciones:

1. Precalienta el horno a 200°C.

2. Coloca las verduras en una bandeja para hornear, rocía con aceite de oliva y hornea por 20-25 minutos.

3. Mientras tanto, saltea el tofu en una sartén con un poco de aceite hasta que esté dorado.

4. Arma los bowls con la quinoa como base, añade las verduras asadas, el tofu y el aguacate.

5. Rocía con salsa de soja, jugo de limón y espolvorea con semillas de sésamo.

2. **Pasta de Lentejas con Salsa de Calabaza**

Ingredientes:
- 250g de pasta de lentejas
- 1 calabaza butternut mediana, pelada y cortada en cubos
- 1 cebolla, picada
- 2 dientes de ajo, picados
- 1 taza de leche de almendras sin azúcar
- 1/4 de taza de levadura nutricional
- Nuez moscada, sal y pimienta al gusto
- Hojas de salvia fresca

Instrucciones:
1. Cocina la pasta según las instrucciones del paquete.
2. Mientras tanto, cocina la calabaza al vapor hasta que esté tierna.
3. En una sartén, saltea la cebolla y el ajo hasta que estén dorados.
4. Licúa la calabaza cocida con la leche de almendras, la levadura nutricional, la cebolla y el ajo salteados.
5. Calienta la salsa en una cacerola, añadiendo nuez moscada, sal y pimienta al gusto.
6. Mezcla la pasta cocida con la salsa y decora con hojas de salvia fresca.

3. **Tacos de Coliflor Asada**

Ingredientes:
- 1 coliflor grande, cortada en floretes pequeños
- 2 cucharadas de aceite de oliva
- 2 cucharaditas de comino molido
- 1 cucharadita de pimentón ahumado
- 8 tortillas de maíz
- 1 aguacate, en rodajas
- Cilantro fresco picado
- Salsa de tomate casera
- Rodajas de lima

Instrucciones:
1. Precalienta el horno a 200°C.
2. Mezcla los floretes de coliflor con aceite, comino y pimentón. Extiende en una bandeja y asa por 25-30 minutos.

3. Calienta las tortillas.

4. Arma los tacos con la coliflor asada, aguacate, cilantro y salsa.

5. Sirve con rodajas de lima al lado.

Consejos para Cenas Veganas Saludables

1. **Planifica con Anticipación**: Tener un plan semanal de cenas te ayudará a mantener una dieta equilibrada y evitar opciones menos saludables.

2. **Prepara por Lotes**: Cocina grandes cantidades de granos, legumbres o verduras asadas que puedas usar en diferentes cenas durante la semana.

3. **Experimenta con Proteínas Vegetales**: Alterna entre tofu, tempeh, legumbres y proteínas vegetales texturizadas para variedad.

4. **Incorpora Grasas Saludables**: Incluye fuentes de grasas saludables como aguacate, frutos secos o semillas en tus cenas.

5. **No Temas a las Especias**: Las especias y hierbas pueden transformar ingredientes simples en platos deliciosos sin añadir calorías extra.

6. **Prioriza los Vegetales de Temporada**: Los vegetales de temporada suelen ser más sabrosos y nutritivos.

7. **Controla las Porciones: Usa platos más pequeños para evitar comer en exceso por la noche.

Las cenas veganas ofrecen una oportunidad maravillosa para explorar sabores, texturas y nutrientes diversos mientras se mantiene un enfoque en la salud y el bienestar. Desde nuestro reconfortante Curry de Garbanzos y Espinacas hasta opciones más ligeras como los Tacos de Coliflor Asada, hay una infinidad de posibilidades para crear cenas que sean tanto nutritivas como satisfactorias.

Recuerda que la clave está en el equilibrio y la variedad. Experimenta con diferentes ingredientes y técnicas de cocción para mantener tus cenas interesantes y apetitosas. Con un poco de planificación y creatividad, podrás disfrutar de cenas veganas que no solo nutran tu cuerpo, sino que también deleiten tu paladar y contribuyan a tu bienestar general.

Al adoptar estas recetas y consejos, estarás en el camino correcto para hacer de tus cenas veganas una parte deliciosa y saludable de tu estilo de vida. ¡Que disfrutes explorando el maravilloso mundo de las cenas veganas saludables y satisfactorias!

Capítulo 9

Postres Veganos

Recetas de Postres Veganos que son Deliciosos y Saludables

Los postres son una parte esencial de nuestra experiencia culinaria, ofreciendo un toque dulce y placentero a nuestras comidas. Para quienes siguen una dieta vegana, o simplemente buscan opciones más saludables, los postres veganos representan una oportunidad emocionante de disfrutar de dulces deliciosos sin comprometer los principios éticos o la salud. En este capítulo, exploraremos una variedad de postres veganos que no solo satisfacen los antojos dulces, sino que también aportan nutrientes beneficiosos. Nuestra receta destacada, los Brownies de Batata y Cacao, es un ejemplo perfecto de cómo los postres veganos pueden ser tanto indulgentes como nutritivos.

La Importancia de los Postres Saludables en una Dieta Equilibrada

Incorporar postres saludables en nuestra dieta puede tener varios beneficios:

1. **Satisfacción de Antojos**: Permite disfrutar de dulces sin sentirse culpable.
2. **Aporte Nutricional**: Los postres veganos a menudo incluyen ingredientes nutritivos como frutas, frutos secos y granos integrales.
3. **Control de Porciones**: Al preparar postres en casa, es más fácil controlar los ingredientes y las porciones.
4. **Exploración Culinaria**: Ofrece la oportunidad de experimentar con nuevos ingredientes y técnicas.
5. **Bienestar Emocional**: Disfrutar de un postre saludable puede mejorar el estado de ánimo y la satisfacción general con la dieta.

Receta Destacada: Brownies de Batata y Cacao
Estos brownies son una deliciosa alternativa a los brownies tradicionales, ofreciendo un sabor rico en chocolate con la dulzura natural y los nutrientes de la batata.

Ingredientes (para 12 porciones):
- 2 batatas medianas (aproximadamente 400g)
- 1/2 taza de puré de manzana sin azúcar
- 1/3 taza de jarabe de arce
- 1/2 taza de mantequilla de almendra
- 1/4 taza de leche vegetal (almendra, avena o soja)
- 2 cucharaditas de extracto de vainilla
- 3/4 taza de harina de almendra
- 1/2 taza de cacao en polvo sin azúcar

- 1/4 taza de harina de coco
- 1 cucharadita de polvo de hornear
- 1/4 cucharadita de sal
- 1/2 taza de chips de chocolate vegano (opcional)

Instrucciones:

1. Precalienta el horno a 180°C (350°F) y forra un molde cuadrado de 20x20 cm con papel de hornear.

2. Pela y corta las batatas en cubos. Cocínalas al vapor o hierve hasta que estén muy tiernas, luego haz un puré y deja enfriar ligeramente.

3. En un tazón grande, mezcla el puré de batata, el puré de manzana, el jarabe de arce, la mantequilla de almendra, la leche vegetal y el extracto de vainilla hasta que estén bien combinados.

4. En otro tazón, mezcla la harina de almendra, el cacao en polvo, la harina de coco, el polvo de hornear y la sal.

5. Añade los ingredientes secos a los húmedos y mezcla hasta que se combinen bien. Si usas chips de chocolate, incorpóralos en este momento.

6. Vierte la mezcla en el molde preparado y extiéndela uniformemente.
7. Hornea durante 25-30 minutos, o hasta que un palillo insertado en el centro salga con algunas migas húmedas.

8. Deja enfriar completamente antes de cortar en cuadrados.

Estos brownies son ricos en fibra, vitaminas y antioxidantes gracias a la batata y el cacao. La harina de almendra y la mantequilla de almendra aportan proteínas y grasas saludables, haciendo de este postre una opción nutritiva y satisfactoria.

Más Recetas de Postres Veganos Saludables

1. **Tarta de Limón y Aguacate (Sin Hornear)**

*Ingredientes**:*
Para la base:
- 1 taza de nueces crudas
- 1 taza de dátiles medjool
- 1/4 cucharadita de sal

Para el relleno:
- 2 aguacates maduros
- 1/2 taza de jugo de limón fresco
- 1/4 taza de jarabe de arce
- 1/4 taza de aceite de coco derretido
- 1 cucharadita de extracto de vainilla
- **Ralladura de 1 limón**

Instrucciones:
1. Procesa las nueces, los dátiles y la sal en un procesador de alimentos hasta obtener una masa pegajosa. Presiónala en el fondo de un molde desmontable.

2. Para el relleno, licúa todos los ingredientes hasta obtener una mezcla suave.

3. Vierte sobre la base y refrigera durante al menos 4 horas o hasta que esté firme.

4. Decora con rodajas de limón y sirve fría.

2. **Helado de Plátano y Mantequilla de Maní**

Ingredientes:
- 4 plátanos maduros, congelados y cortados en rodajas
- 2 cucharadas de mantequilla de maní natural
- 1 cucharadita de extracto de vainilla
- Chips de chocolate vegano (opcional)

Instrucciones:
1. Coloca los plátanos congelados en un procesador de alimentos y procesa hasta que estén cremosos.
2. Añade la mantequilla de maní y la vainilla, y procesa hasta que esté bien mezclado.
3. Si deseas, incorpora los chips de chocolate.
4. Sirve inmediatamente como helado suave o congela por 1-2 horas para una consistencia más firme.

3. **Trufas de Dátiles y Cacao**

Ingredientes:
- 1 taza de dátiles medjool, sin hueso
- 1/2 taza de nueces
- 2 cucharadas de cacao en polvo
- 1 cucharada de agua

- Coco rallado para decorar

Instrucciones:
1. Procesa los dátiles, las nueces y el cacao en un procesador de alimentos hasta obtener una masa pegajosa.
2. Añade agua si es necesario para ayudar a que la mezcla se una.
3. Forma pequeñas bolas con la mezcla.
4. Rueda las trufas en coco rallado.
5. Refrigera por al menos 30 minutos antes de servir.

Consejos para Crear Postres Veganos Saludables

1. **Usa Endulzantes Naturales**: Opta por frutas maduras, dátiles, jarabe de arce o stevia en lugar de azúcar refinada.

2. **Incorpora Grasas Saludables**: Utiliza aguacates, frutos secos o aceite de coco para obtener texturas cremosas.

3. **Experimenta con Harinas Alternativas**: Prueba con harina de almendra, coco o avena para añadir nutrientes y fibra.

4. **Añade Proteínas**: Incorpora proteína en polvo vegana, tofu sedoso o legumbres (como garbanzos o frijoles negros) en tus postres.

5. **No Temas a las Verduras**: Ingredientes como la calabaza, la batata o la remolacha pueden añadir dulzura y nutrientes a tus postres.

6. **Usa Especias**: Canela, jengibre, cardamomo y otras especias pueden realzar el sabor sin añadir calorías.

7. **Controla las Porciones**: Recuerda que incluso los postres saludables deben consumirse con moderación.

Beneficios Nutricionales de los Postres Veganos

Los postres veganos, cuando se preparan con ingredientes integrales y naturales, pueden ofrecer varios beneficios nutricionales:

- **Fibra**: Los ingredientes como frutas, frutos secos y granos integrales aportan fibra, que es esencial para la salud digestiva.
- **Antioxidantes**: El cacao, las bayas y otros ingredientes coloridos son ricos en antioxidantes que combaten el estrés oxidativo.
- **Grasas Saludables**: Los frutos secos, semillas y aguacates proporcionan grasas omega-3 y monoinsaturadas beneficiosas para el corazón.
- **Vitaminas y Minerales**: Muchos postres veganos incorporan frutas y verduras que aportan vitaminas y minerales esenciales.
- **Proteínas Vegetales**: Ingredientes como la harina de almendra o la mantequilla de nueces añaden proteínas a los postres.

¿Qué otros postres veganos son populares y fáciles de preparar?

Aquí te muestro muchas opciones de postres veganos que son tanto deliciosos como fáciles de preparar. Hay algunas recetas populares que puedes considerar:

1. Bizcocho Vegano de Almendra

Este bizcocho es esponjoso y jugoso, utilizando leche y harina de almendras, y endulzado con azúcar de panela. Es perfecto para cualquier ocasión y fácil de hacer.

2. Manzanas Asadas Rellenas de Nueces y Pasas

Un postre clásico que se puede disfrutar en cualquier época del año. Las manzanas se asan en el horno y se rellenan con una mezcla de nueces, pasas y canela, creando un dulce saludable y reconfortante.

3. Natillas de Avellana

Estas natillas son una alternativa saludable y sin azúcar añadido, presentadas en vasitos de cristal. Son cremosas y perfectas para un postre ligero.

4. Brownies Veganos

Los brownies son un clásico que se puede hacer vegano fácilmente. Utiliza puré de manzana o plátano como sustituto de los huevos y aceite de coco en lugar de mantequilla. Puedes agregar nueces o chips de chocolate para un extra de sabor.

5. Cheesecake Vegano

Este cheesecake utiliza anacardos remojados en lugar de queso crema, combinados con leche vegetal y jarabe de arce. Es cremoso y delicioso, perfecto para cualquier celebración.

6. Pudines de Chía

Fáciles de preparar y muy nutritivos, los pudines de chía se pueden hacer con leche vegetal y se pueden endulzar con jarabe de arce o frutas.

7. Helado Vegano

Hecho con plátanos congelados o leche de coco, el helado vegano es refrescante y fácil de personalizar con diferentes sabores y adiciones.

8. Trufas de Chocolate

Estas trufas son sencillas de hacer, combinando dátiles, nueces y cacao en polvo. Son un bocado dulce y saludable que puedes disfrutar en cualquier momento.

9. Mousse Vegano

Con solo tres ingredientes principales, como tofu sedoso, cacao y jarabe de arce, puedes hacer un mousse cremoso y delicioso.

10. **Tarta de Limón Sin Horno**

Esta tarta es ligera y refrescante, hecha con una base de nueces y dátiles, y un relleno de aguacate y limón. Es fácil de preparar y no requiere horneado.

Estas recetas no solo son fáciles de hacer, sino que también son una forma deliciosa de disfrutar de postres sin ingredientes de origen animal, manteniendo el enfoque en la salud y el bienestar. ¡Anímate a probarlas!

Los postres veganos ofrecen una maravillosa oportunidad de disfrutar de dulces deliciosos mientras se mantiene un enfoque en la salud y el bienestar. Desde los indulgentes Brownies de Batata y Cacao hasta opciones más ligeras como el Helado de Plátano, existe una amplia gama de posibilidades para satisfacer cualquier antojo dulce de manera saludable y ética. Al incorporar ingredientes naturales y nutritivos, estos postres no solo son deliciosos sino que también pueden formar parte de una dieta equilibrada. Recuerda que la clave está en la moderación y en disfrutar conscientemente de cada bocado. Espero que estas recetas y consejos te inspiren a explorar el emocionante mundo de los postres veganos saludables. Con un poco de creatividad y experimentación, descubrirás que es posible crear dulces que sean buenos tanto para tu paladar como para tu cuerpo. ¡Disfruta del proceso de crear y saborear estos deliciosos postres veganos!

Capítulo 10

Estilo de Vida Vegano

Cómo Adoptar un Estilo de Vida Vegano más allá de la Dieta

El veganismo es mucho más que una elección alimentaria; es una filosofía de vida que busca excluir, en la medida de lo posible y practicable, todas las formas de explotación y crueldad hacia los animales. En este capítulo, exploraremos cómo extender los principios veganos a otros aspectos de la vida cotidiana, incluyendo la moda, los productos de belleza y el activismo. Adoptando un enfoque holístico, descubriremos cómo vivir de manera más ética y sostenible, creando un impacto positivo en el mundo que nos rodea.

Más Allá del Plato: Comprendiendo el Veganismo Integral

El veganismo integral implica aplicar los principios éticos a todas las áreas de la vida. Esto significa no solo evitar el consumo de productos de origen animal en la alimentación, sino también en la vestimenta, el cuidado personal y otras elecciones de consumo. Además, involucra un compromiso activo con la defensa de los derechos de los animales y la promoción de un estilo de vida más sostenible y compasivo.

Moda Vegana: Vestir con Conciencia

La industria de la moda tiene un impacto significativo en el bienestar animal y el medio ambiente. Adoptar una moda vegana implica elegir prendas y accesorios que no utilicen materiales de origen animal. Aquí hay algunas consideraciones clave:

1. **Materiales a Evitar:**
- Cuero
- Lana
- Seda
- Plumas
- Piel

2. **Alternativas Veganas:**
- Cuero vegetal (hecho de piña, manzana, corcho o materiales sintéticos)
- Algodón orgánico
- Lino
- Cáñamo
- Bambú
- Materiales reciclados

3. **Marcas de Moda Vegana:**

Muchas marcas se están especializando en moda vegana y sostenible. Investiga y apoya a aquellas que se alineen con tus valores.

4. Compra de Segunda Mano:

Adquirir ropa de segunda mano es una excelente manera de reducir el impacto ambiental y evitar la demanda de nuevos productos de origen animal.

5. Cuidado de las Prendas:

Aprende a cuidar adecuadamente tus prendas veganas para prolongar su vida útil y reducir el consumo.

Belleza y Cuidado Personal Vegano

Los productos de belleza y cuidado personal veganos no solo evitan ingredientes de origen animal, sino que también se oponen a las pruebas en animales. Aquí hay algunas pautas para adoptar una rutina de belleza vegana:

1. Ingredientes a Evitar:
- Cera de abeja
- Lanolina
- Colágeno animal
- Carmín
- Ácido hialurónico de origen animal

2. Busca Certificaciones:
- Vegan Society
- PETA-certified vegan
- Leaping Bunny (para productos no testados en animales)

3. DIY y Alternativas Naturales:

Explora recetas caseras para productos de cuidado personal utilizando ingredientes naturales y veganos.

4. Marcas de Belleza Veganas:

Investiga y apoya marcas que se comprometan con productos 100% veganos y éticos.

5. Lectura de Etiquetas:

Desarrolla el hábito de leer cuidadosamente las etiquetas de los productos para asegurarte de que sean verdaderamente veganos.

Hogar y Estilo de Vida Vegano

Extender el veganismo al hogar implica considerar todos los productos que utilizamos en nuestra vida diaria:

1. Productos de Limpieza:

Opta por productos de limpieza veganos y ecológicos, o crea tus propias soluciones de limpieza naturales.

2. Decoración del Hogar:

Elige muebles y decoración que no utilicen materiales de origen animal, como plumas, cuero o lana.

3. Mascotas:

Si tienes mascotas, considera alimentarlas con dietas veganas (consultando siempre con un veterinario) y utiliza productos de cuidado animal que no hayan sido testados en animales.

4. Jardinería:
Practica la jardinería vegana utilizando fertilizantes y pesticidas naturales que no dañen a los insectos o animales.

Activismo y Defensa de los Derechos de los Animales

El activismo es una parte fundamental del estilo de vida vegano para muchas personas. Aquí hay algunas formas de involucrarse:

1. Educación:
Comparte información sobre el veganismo y los derechos de los animales con amigos, familiares y en redes sociales.

2. Voluntariado:
Colabora con organizaciones locales de rescate animal o santuarios.

3. Participación en Eventos:
Asiste a marchas, manifestaciones pacíficas o eventos veganos en tu comunidad.

4. Apoyo a Organizaciones:
Dona o apoya a organizaciones que trabajan por los derechos de los animales y la promoción del veganismo.

5. Activismo Digital:
Utiliza las redes sociales y plataformas en línea para difundir el mensaje vegano y compartir recursos.

Viajes y Socialización como Vegano

Mantener un estilo de vida vegano mientras se viaja o se socializa puede presentar desafíos, pero también oportunidades:

1. Investigación Previa:
Antes de viajar, investiga restaurantes y tiendas veganas en tu destino.

2. Comunicación Clara:
Aprende a explicar tus necesidades dietéticas en diferentes idiomas si viajas al extranjero.

3. Cocina Propia:
Considera alojarte en lugares con cocina para preparar tus propias comidas.

4. Eventos Sociales:
Ofrécete para llevar platos veganos a reuniones o eventos, compartiendo la deliciosa comida vegana con otros.

5. Grupos y Comunidades:
Conéctate con comunidades veganas locales para obtener consejos y apoyo.

Salud y Bienestar en un Estilo de Vida Vegano

Mantener una buena salud es crucial en cualquier estilo de vida, y el veganismo no es una excepción:

1. Nutrición Balanceada:
Asegúrate de obtener todos los nutrientes necesarios a través de una dieta vegana bien planificada.

2. Suplementación:
Considera suplementos de vitamina B12, vitamina D y omega-3 si es necesario, consultando siempre con un profesional de la salud.

3. Ejercicio Regular:
Mantén un estilo de vida activo, explorando opciones de ejercicio que se alineen con tus valores veganos.

4. Salud Mental:
Practica el autocuidado y busca apoyo si te sientes abrumado por los desafíos del veganismo.

Impacto Ambiental y Sostenibilidad

El veganismo tiene un impacto significativo en la sostenibilidad ambiental:

1. Reducción de la Huella de Carbono:
Una dieta y estilo de vida veganos pueden reducir significativamente tu huella de carbono.

2. Conservación del Agua:

La producción de alimentos y productos veganos generalmente requiere menos agua que las alternativas de origen animal.

3. Preservación de Hábitats:

Al reducir la demanda de productos animales, contribuyes a la preservación de hábitats naturales.

4. Consumo Consciente:

Adopta prácticas de consumo minimalistas y sostenibles en todos los aspectos de tu vida.

En resumen: Adoptar un estilo de vida vegano integral es un viaje de descubrimiento y crecimiento personal. Va más allá de lo que ponemos en nuestro plato, extendiéndose a cada aspecto de nuestra vida diaria. Desde la ropa que usamos hasta los productos que compramos, y desde cómo interactuamos con el mundo hasta cómo abogamos por el cambio, el veganismo ofrece una oportunidad para vivir de manera más consciente y compasiva.

Recuerda que el veganismo es un camino de progreso, no de perfección. Cada pequeña elección que haces en línea con los principios veganos tiene un impacto positivo. A medida que continúes explorando y adoptando un estilo de vida vegano más completo, no solo estarás beneficiando a los animales y al planeta, sino que también estarás cultivando una vida más consciente y significativa.

El viaje hacia un estilo de vida vegano integral puede ser desafiante a veces, pero también increíblemente gratificante. Te invitamos a abordar este camino con curiosidad, compasión y un espíritu de continuo aprendizaje. Cada paso que das hacia un estilo de vida más ético y sostenible es un paso hacia un mundo mejor para todos los seres vivos.

Epílogo: Sembrando Raíces, Cosechando vida y salud

Queridos lectores,

Al llegar al final de este viaje a través de las "Raíces de Salud", me encuentro sentada en mi pequeño huerto en la pedanía de Callosa de Segura, rodeada de las plantas que han transformado mi vida y, espero, también la vuestra. Con 61 primaveras a mis espaldas, puedo deciros que nunca es tarde para plantar las semillas del cambio y cultivar una vida más saludable y plena.

Este libro ha sido como un jardín que hemos cultivado juntos. Hemos plantado las semillas del conocimiento sobre la nutrición basada en plantas, hemos regado esas semillas con recetas deliciosas y prácticas, y hemos visto crecer un estilo de vida que no solo nutre nuestros cuerpos, sino también nuestras almas y nuestro planeta.

Recordad, mis queridos amigos, que al igual que cada planta en mi huerto es única y especial, cada uno de vosotros tiene su propio camino hacia el bienestar. No se trata de ser perfectos, sino de ser conscientes y compasivos con nosotros mismos y con todo lo que nos rodea.

A lo largo de mi vida, he aprendido que la verdadera salud radica en el respeto: respeto por nuestros cuerpos, por los animales, por la tierra que nos sustenta. Y como buena gente que somos, ¿qué mejor manera de mostrar ese respeto que a través de las elecciones que hacemos en nuestra mesa?

Os confieso que, a veces, cuando veo a mis vecinos mirando con curiosidad mis platos llenos de colores y vida, no puedo evitar sonreír. ¡Si supieran la energía y la alegría que estos alimentos me han regalado! Es como si cada bocado fuera un "gracias" a la vida misma.

Y hablando de gratitud, quiero agradeceros a vosotros, mis lectores, por acompañarme en esta aventura. Habéis sido como las abejas en mi jardín, polinizando estas ideas y llevándolas más allá de lo que yo jamás hubiera imaginado.

Así que, mis queridos amigos, os invito a que sigáis cultivando estas "Raíces de Salud" en vuestras vidas. Experimentad con las recetas, abrazad el estilo de vida basado en plantas, y sobre todo, disfrutad del proceso. Porque, al final del día, la salud no es solo la ausencia de enfermedad, sino la presencia de vitalidad, alegría y conexión con todo lo que nos rodea.

Y recordad, como decimos en mi tierra: "De la huerta a la mesa, la vida es más sabrosa". Así que id, comed plantas, sed felices, y ¡que la salud os acompañe!

Con mucho cariño y gratitud,

Autora: Lea Monera

P.D. Y si alguna vez pasáis por Callosa de Segura, no dudéis en visitarme. Siempre hay un plato de verduras frescas, una copa de buen vino, o agua, y una buena conversación esperando en mi mesa. ¡Os espero con los brazos abiertos y el huerto rebosante!